Contenido:

Introducción

1. **Capitulo Uno:** Funky Cáncer (Un mal presentimiento que no se puede entender, el miedo al no saber su duración.)

2. **Capitulo Dos:** Que esperar de los tratamientos de cáncer.

3. **Capitulo Tres:** Esa tan reconocida sonrisa.

4. **Capitulo Cuatro:** Productos Impresionantes

5. **Capitulo Cinco:** Un brindis "Por la remisión"

6. El credo de un sobreviviente de cáncer.

Introducción:

Cuatro días antes de la cita para la cirugía de mis caderas, durante una visita al Doctor para checar mis condiciones previas a mi operación, mi doctor se dio cuenta que los ganglios linfáticos en ambos lados del cuello estaban hinchados. Entonces el inmediatamente decidió posponer la cirugía para hacerme un reemplazo de cadera, y en vez de esto me mando a un Otorrinolaringólogo (un especialista en el sistema respiratorio), con el fin de poder analizar el porque tenia los ganglios hinchados. No paso mucho tiempo después de haberme mandado varios análisis a que yo me enterara que tenia cáncer en las amígdalas!

El cáncer interrumpió mi vida. Interfiriendo con todos mis planes futuros, desordenando todo mi itinerario de cada día con citas al medico, a las cuales no quería ni asistir. Parecía como si hubiera llegado a mi vida en el peor momento. Me mantenía diciéndome a mi mismo una y otra vez; "Todo lo que tengo que hacer es cambiar mi agenda por solo cinco meses mientras termino con la quimioterapia y las radiaciones, y después podre recuperar mi vida normal, nuevamente donde me hubiese quedado". Parecía tan lógico para mi, y fue realmente esa mi manera de pensar y las esperanzas que me acompañaron lo que me mantuvo alejado de sentirme depresivo y sin esperanza. Lo único que tenia que hacer, era el congelar todos mis planes futuros hasta después de tratar con mi problema de cáncer, y en mi mente ingenuamente, eso era exactamente lo que planeaba hacer.

Pero fue cuando desperté de mi cirugía biopsita, mi doctor no solo me dijo que tenia tres tumores cancerígenos por dentro y alrededor de las amígdalas; me informo que estos tumores estaban pegados a mi Arteria cotejada y a mis cuerdas vocales, por lo tanto no había podido removerlos completamente. Al menos, me reitero había podido llegar a remover la mitad de cada uno de los tres tumores. Luego añadió que los tumores que tenia no eran curables! Por lo tanto nunca se desaparecerían completamente. Al menos fue optimista diciendo que combinando la cirugía, la quimioterapia y los tratamientos de radiación, el cáncer se quedaría en un estado de remisión el cual me permitiría vivir un estado razonable de salud, por un numero indeterminado de años.

Entonces el plan que yo tenia de pocos meses de tratamientos y luego de seguir mi vida normal se vino a bajo frente a mi. Ahora, nuevas preguntas de mi mente comenzaron a surgir, preguntas que nadie puede responder con gran certeza; todas estas eran acerca de el desconocido impacto que causa un cáncer en el estado clínico de un paciente. Cierto es que encontré muy difícil poder ya hacer cualquier plan futuro. Comencé entonces a preguntarme si realmente yo tenia ya algún futuro alguno!, cierto es que tendría mucho que aprender.

Mientras que el cáncer se mantenía como físicamente mi enemigo, las nociones pre concebidas eran mis enemigas mentales. Entonces fue que entre en un estado mental al cual le llame Funky cáncer. El primer pensamiento erróneo que tuve fue, como me había yo causado este cáncer. Alguna cosa que habría hecho en el pasado causaría que resultara victima de esta enfermedad terrible. Aun siendo que nunca fui a ser un fumador quizá no era algo en lo que yo pudiera ser responsable directamente; a un siendo que no había sido causado por mis acciones, todavía quería culparme indirectamente de alguna manera.
Entonces me pregunte si tal vez había hecho enojar a Dios de alguna forma, o quizá había sido castigado por nuestro ser supremo Universal?, justo fue aquí cuando me empecé a cuestionar si alguna vez volvería a ser feliz nuevamente. No le encontraba sentido el si quiera poder empezar un nuevo romance, continuar mi educación, o hacer planes a largo plazo en mi carrera profesional, cuando en realidad me moriría pronto. Como se suponía que debía mantenerme motivado y positivo acerca de hacer planes a largo plazo, si en mi futuro siempre estaría en mente que tengo un cáncer incurable?

Fue entonces que me di cuenta, estos pensamientos eran solo mentiras comunes en un paciente de cáncer. Como trucos que aparecen en las mentes de las victimas de cáncer, lo cual me conllevo a proponerme a curar mi "funky" cáncer.

Tan pronto fue entonces que empecé a interactuar con pacientes de cáncer y me encontré con que todos teníamos en común los mismos pensamientos. Era como si una varita mágica nos hubiera tocado a todos de la misma manera. Prontamente fue que resentí este "funky" cáncer en el que todos habíamos caído. Para mi esto provoco un completo giro y en ese momento justifique todos mis pensamientos y preocupaciones; pero al continuar interactuando con pacientes similares en un periodo diario, y al escucharles con la misma voz de preocupación que yo tenia; repentinamente me di cuenta de la verdad. Al mirar a un cuarto lleno de pacientes de cáncer, entendí que no todos íbamos a morir de lo mismo, y tampoco que moriríamos pronto!. Muchos de nosotros ahora seguimos continuando la segunda lucha en contra de el cáncer, podremos ganar esta batalla, y nuestro cáncer permanecerá en remisión para siempre!. Otros pacientes quizá tengan que luchar una segunda vez antes de que puedan ganar una batalla. Solo un pequeño porcentaje de nosotros morirá de cáncer, y la mayor parte incluso cualquier otro grupo podrá quizá llegar a sobrevivir otros veinte anos o mas!

No solamente podremos continuar haciendo planes futuros, cada uno de nosotros se lo deberá a si mismo y también a nuestros familiares al apoyarnos a continuar viviendo nuestras vidas, mientras estemos vivos!

Capitulo Uno
Curando el Funky Cáncer

Funky Cáncer, por definición, es una depresión de el alma, una tristeza de el espíritu; causado por creer en las mentiras que rodean al cáncer y todos esos mitos. Cáncer puede causar a la gente "parar" y cuestionarse el "y que pasaría si..". Esta forma de preguntas son generalmente negativas por naturaleza y en muy corto tiempo pueden anular una vida de gratitudes por venir; no permitas que esto te pase a ti. La mayoría de estas preguntas se mantienen en las mismas líneas, envuelven el futuro; tu seguridad esta siendo amenazada y "como si te hubieran doblado las rodillas", estas reacciones las cuales mucha gente adopta, pueden ser simplificadas a una sola pregunta: porque debería hacer algún plan futuro, cuando quizá me muera pronto?

    No permitas que los miedos sin fundamentos arruinen tu futuro, te llenen de incertidumbre, y roben la gratitud de tu casa. Ya sobreviviste hasta ahora en la vida de alguna manera y has sido diagnosticado con Cáncer. Ahora mismo realmente tu no podrías imaginarte algo que fuera peor, de verdad?. Es un truco de la mente lo que le he llamado el "Funky" cáncer. Este no es la verdad.

    Mi primera experiencia con el cáncer sucedió; el cáncer apareció, y yo lo bote para fuera. Ahora esta en remisión permanentemente. Ahora escribo el final de mi primera experiencia con el cáncer, punto. Se tomo cinco meses de mi vida y quizá unos dos mas en sanar completamente. Al principio, no podía pensar en algo peor, entonces hice una lista de diez cosas que podrían haber sido peor que mi experiencia con el cáncer. Cuales de estas experiencias tu cambiarias por tu cáncer?

- Ser un prisionero de guerra.
- Morir en el ataque a las torres gemelas en 9/11.
- Sufrir de una lesión de parálisis permanente.
- Contagiarse de SIDA y morir de el.
- Tus hijos o tus nietos tener cáncer.
- Ser matado a tiros al llegar una noche a casa y ser sorprendido por un ladrón.
- Contagiarse una enfermedad que tu sabes pronto te dejara invalido y te matara.(por ejemplo: Distrofia muscular)
- Que tu hijo se muera por adicción a las drogas.
- Depresión permanente.
- Ser adicto al alcohol o las drogas.

Y así podría seguirle agregando a la lista, pero creo que puedo dar a entender la idea. La próxima vez que pienses que realmente tu situación es difícil, nuevamente lee la lista, la vida podría ser peor, y de hecho lo es para mucha gente. No estoy diciendo que el cáncer no sea algo serio, o que sea una enfermedad de cobardes, lo único que quiero decir es: no te rindas al escuchar la palabra "cáncer", en vez has los cambios que necesites hacer, busca y obtiene la ayuda que necesites, y da una buena pelea contra la lucha de eliminarlo. Evita el sentirte menos y las preguntas que no son importantes (basadas no en hechos, sino en tus propios miedos), solo generan mentiras, y las mentiras mas mentiras. Aquí esta la verdad; cada uno de nosotros vivirá hasta que muera. Todos moriremos por alguna razón u otra. Tu tienes una enfermedad que mata a menos de la mitad de sus victimas. Aun siendo que ya tengas cáncer, las probabilidades de que mueras de algo completamente diferente son mayores a las que tengas de morir de cáncer; (importa realmente como es que moriremos? Yo estoy mas preocupado en como vivir! Ha, ha, ha, ha, te lo digo). Aunque fuera a ser que tuvieras un cáncer mortal y de el murieras eventualmente, el preocuparse en morir no te dará un minuto mas de tu vida.

El gozar, por otro lado, quizá le añada muchos mas anos a tu vida, eso y ser dueño de una mascota, no se siento yo.. Ha, ha, ha! y lo digo de nuevo no dejes de reír porque tengas cáncer. Tampoco dejes de divertirte. Mientras el tiempo pasa, médicos y científicos están ganando batallas en contra de el cáncer, y por otro lado esta la maravillosa medicina alternativa la cual ha podido curar a muchos pacientes. Tratamientos de cualquier tipo, son mucho mejor de lo que alguna vez fueron, y seguirán mejorando.

Existen mentiras, malditas mentiras, pero también hay las estadísticas! Si alguien evaluara las estadísticas en el caso particular de cáncer que tu tienes y de acuerdo a la etapa de desarrollo en la que esta, sugiero se hagan tres preguntas:
Acaso son solo para dentro de el país, o mundialmente? Se que algunos países tienen mejores tratamientos y facilidades contra el cancel que otros, e cuanto que muchos otros países no tienen del todo ningún plan medicinal mayor y ni a un futuro cercano. La verdad es que cada país puede y debería publicar sus propias estatistas.
Si tu vives en un país con buenas facilidades y tratamientos para el cáncer, tus posibilidades de sobrevivencia globalmente, serán mayores, pero es muy importante también incluir estadísticas de aquellos países que tienen pocas o muy arcaicas políticas de tratamiento contra el cáncer.

Y la tercera pregunta seria si estas están actualizadas. Las estatistas de cáncer que fueron hechas hace dos anos ya no son tomadas en cuenta! Los tipos de cáncer que llegaron a matar a gente hace diez anos. ahora son curables.

También me pregunto si acaso se toma en cuenta a los pacientes que han buscado y obtenido tratamientos alternativos, fuera de el campo tradicional medicinal? No aprecies menos esta opción de ayuda. Yo seria la ultima persona en recomendar ir en contra de las ordenes de un Doctor, pero muchas veces puedes hacer ambas cosas, lo que el medico recomiende y la medicina alternativa. Siempre lleva contigo una muestra de lo que consideres puede ser bueno y muéstrala a tu doctor, preguntale si entrara en conflicto de alguna forma con los tratamientos que el te esta administrando. Muchos doctores hoy en día recomiendan y apoyan curaciones alternas.

Lo que hay que recordar es que tu cuerpo siempre te pide ser saludable. Quizá tengas una batalla contra el cáncer o quizá mas que una, pero siempre toma cada lucha como un problema diferente y mantente siguiendo las ordenes de tu doctor. Busca constantemente la medicina alternativa y hablalo con tu medico, para que puedas asegurarte de que irán de la mano todos los tratamientos que te pongan. Quizá necesites consultar constantemente y si es así no pierdas la lucha.

Quizá necesites hacer cambios en tu estilo de vida y si es así, has lo que tengas que hacer. Mi doctor recomendó que perdiera peso pero que me mantuviera fuerte, y mis músculos sin grasa, este siempre será el mejor estado que tu cuerpo debe seguir, a cambio de siempre estar sobre pasado de peso y especialmente ahora que se trata de lidiar con un cáncer. Yo por lo tanto logre finalmente perder peso, deje de levantar alto peso y comencé a tomar como deporte el boxeo.

Al final pude lograr hacer estos grandes cambios y demostré una buena pelea. Lo mas importante fue poder continuar con los planes en mi vida y con vida.

Capitulo Dos
Que esperar de los Tratamientos de Cáncer.

Permítame aclarar algo bien, primero que nada el que tan fuerte de salud tu puedas estar o no, no tiene nada que ver si deberás o no usar estos sencillos productos los cuales pueden realmente hacerte sentir cómodo durante la quimioterapia y los tratamientos con radiación. Puedes mirarlo de esta manera; quizá seas lo suficientemente fuerte para poder dormir en una cama de alfileres pero por que lo tienes que hacer? Especialmente si hay una cama mucho mas suave y disponible solo para ti. Todo esto es con el propósito de mantenerte lo mas cómodo que sea humanamente posible. Si te agrada lo de estar cómodo, continua leyendo.

Yo estaba ya preparado a mantenerme un tipo fuerte; mi propia historia demostró que si pude serlo cuando puse toda mi mente en ello. Primero que nada, me la estaba pasando muy bien el ser un tipo duro, al poder sobrepasarlo todo, hasta que la realidad vino a tropezarse en mi. Estaba en el cuarto de espera al lado de una mujer quien no estaba manejando muy bien el tener cáncer y todos los efectos de sus tratamientos. Ella estaba definitivamente en un estado de "Funky" cáncer, ella se sentía como yo alguna vez llegue a sentirme, y es solo que teníamos que madurar ese dolor causado por todos los efectos secundarios que dejarían los tratamientos. Luego, ella dijo algo que me hizo darme cuenta que necesitaba cambiar mi manera de pensar.

"Estoy tan cansado de los tratamientos contra el cáncer; esta es mi tercera vez, si mi cáncer se aparece otra vez, en vez de pasar por esos tratamientos, prefiero matarme yo misma!".

En esos momentos yo pasaba por mi segunda semana de radiaciones, mi garganta estaba empezando a cerrarse, y mi cuello mostraba quemaduras. Mi boca estaba seca y mi lengua me estaba matando. Lo que ella menciono, mando mi mente a girar. Comencé a mirar a otros pacientes, algunos eran traídos sobre ruedas en sus camas, otros en silla de ruedas; así como comencé a conversar con ellos, pronto aprendí que tres de los veinticinco pacientes estaban en su segunda etapa de lucha contra el cáncer, y una sola mujer estaba ahí en su tercera lucha. Ahí fue cuando me di cuenta de que mi comodidad era muy importante durante los tratamientos. Si mi cáncer regresara, estos tratamientos se convertirían en una necesidad repetitiva en mi vida. Estos no eran algo malicioso el cual tenia que soportar; el apenas poder sobrevivir; mi manera de pensar cambio completamente, en vez de el querer sufrir durante estos tratamientos como buen soldado, ahora me he preparado para soportar y tratar cada uno de los efectos secundarios de la quimioterapia y las radiaciones!. Desde que tengo cáncer y estos tratamientos siendo parte de mi vida, es mejor quizá que saque de todo lo mejor.

Estaba realmente sorprendido al aprender como la quimioterapia es administrada. Todas mis ideas preconcebidas acerca de ello, fueron a lo largo de estas líneas las de salirse de las llamas de un horno y señalarle algo a mi cáncer y desaparecerle! Pero la quimioterapia no era lo que yo pensaba. En un largo cuarto en el Hospital, hay dos filas de sillas sofá cama reclinables. Este es el cuarto de quimioterapia. Me reporte aquí una vez por semana, y me senté cómodamente en una de esas sillas; primero, la enfermera me saco una muestra de sangre de mi brazo y la manda al laboratorio para checar las cuentas de mis células blancas y varios otros niveles que concernían a mi doctor. Si el panel de mis muestras de sangre indico que mi sistema todavía es lo suficientemente fuerte para continuar, la enfermera entonces regresa a mi silla y cuelga una botella con un fluido liquido transparente (quimioterapia) desde mi I. V., y en un promedio de una hora esta fluye lentamente a gotas hacia adentro de mi brazo.

Incluyendo mi chequeo a tiempo, mi prueba de sangre y las gotas de ese liquido; la mayoría de mis tratamientos duraron un promedio de cuatro horas. Cuatro horas de estar sentado en una silla cómoda y viendo televisión, no resultaban de una mala mañana. Me era administrada la quimioterapia una vez a la semana.

Los tratamientos de radiación afectan a cada paciente de diferente manera, los factores determinantes son: la posición de el cáncer en el paciente y el numero de tratamientos prescritos. Tu radiólogo quizá comience por hacerte una mascara personalizada (una foto) la cual queda perfectamente sobre tu nariz y tu frente. Te harán tu mascara el primer día, poniendo una mezcla caliente en un trapo húmedo sobre tu cara y dejándolo amoldarse a toda el área. Esta mascara se pondrá en tu cara cada vez antes de comenzar tu tratamiento; un depresor de lengua que se parece a una barra de helado se pondrá en tu lengua. Los pacientes que tienen cáncer en el cuello y en la cabeza son los que se ven mas adversamente afectados. Esto es siendo que ambos el cuello humano y la lengua se convierten disfuncionales completamente cuando se reciben tratamientos de radiación. Si tu tienes cáncer ya sea en la cabeza o en el cuello, yo podría adivinar que el veinticinco porciento de tu incomodidad se origina desde tu cuello, hacia tu garganta y la lengua. Tomalo de corazón, los maravillosos productos que describo en el capitulo cuatro, harán disminuir casi toda tu incomodidad y tus molestias.

Capitulo Tres
Esa conocida sonrisa

Tus doctores te están curando de este cáncer, ellos saben que el cáncer que no haya sido revisado puede matar a la gente; y ellos te habrán salvado tu vida; y ellos ven a muchos pacientes cada mes, por lo tanto ellos salvan muchas vidas. Consecuentemente, las quemaduras que dejan las radiaciones, o los granitos que emergen de la quimioterapia, incluyendo los vómitos, la perdida de cabello y la boca seca son un pequeño precio que pagar por una buena salud. Tus doctores son conocedores de estos efectos secundarios y saben que son temporales, eventualmente tu te estarás recuperando de ellos. Todos estos efectos son considerados un pequeño sacrificio a cambio de los beneficios que recibes al salvar tu vida. Muchos de estos doctores han sido especialistas por muchos anos; han visto miles de pacientes ir y venir. Están actualizados y tienen los conocimientos de hoy en día ser mas efectivos y menos dolorosos, comparado a los tratamientos que se aplicaban hace veinte anos. Entonces, me sorprendería si tu doctor se sobre preocupara en tus lamentaciones causadas por los efectos secundarios. A través de el transcurso de los anos probablemente tu doctor haya desarrollado dos habilidades, la primera en administrar los tratamientos y la otra en ignorar el dolor temporal causado mientras el cáncer esta siendo atacado.

Mis doctores siempre me hicieron hincapié en avisarles de cada efecto secundario causado, y al principio así lo hice, totalmente esperando ellos me pudieran dar alguna consejo o alguna receta para hacerme sentir mejor. En vez de esto, recibí una reacción consistente de cada medico profesional al que me acercaba y les mencionaba:
"es difícil poder tragar saliva, y tengo una erosión en la piel en el área de mi pecho."

A cambio de una receta, siempre obtenía la misma reacción, una vieja y acostumbrada sonrisa les surgía en sus caras, y entonces mencionaban una de las cuatro siguientes respuestas:
"Bueno, eso solo significa que los tratamientos están funcionando y reaccionando correctamente" o,
"De hecho este síntoma será mayor conforme continúen los tratamientos." o,
"Se que es doloroso, pero me lo va a agradecer después." o,
"Bueno, conforme al orden en que las células cancerígenas se van muriendo, tenemos que matar unas cuantas células sanas también."

Estas reacciones eran típicas de todos mis doctores y las enfermeras, porque ellos ya lo habían visto antes, lo habían hecho antes, y sabían como la rutina resultaría. Recuerda esto, ellos están ahí para curar tu cáncer; no para curar los efectos secundarios, tu tienes que tomar tu propia iniciativa para aliviar el dolor que hayan causado. Y esto fue exactamente lo que hice.

**Capitulo Cuatro
Productos Impresionantes**

Aquí describo una lista de catorce productos maravillosos los cuales me ayudaron de manera impresionante durante los tratamientos contra el cáncer. Lo que para mi es mas impresionante, nueve de estos catorce productos pueden ser conseguidos en cualquier tienda de abarrotes. Un producto puede comprarse en casi todas las farmacias y sin receta medica; los otros tres se pueden conseguir en el Internet o por teléfono. Mi consejo es tener todos estos trece productos antes de comenzar con los tratamientos. Yo, desafortunadamente no lo hice a así, y por consiguiente pase por muchos sufrimientos no necesarios las primeras tres semanas.

Yodo ungüento. Este ungüento es maravilloso en prevenir o en curar las quemaduras causadas por la radiación. La mayoría de las farmacias lo pueden tener listo en un día. Asegurate de obtener la formula original, sin aromatizantes y no el Yodo que se sobrecalienta. Recomiendo aplicárselo fuera de el área de radiación previo a la aplicación de el tratamiento; de al radiólogo una área limpia y seca a tratar, pero inmediato después de el tratamiento, aplica el ungüento en toda el área sometida a la radiación. Su reacción hace que permanezca en la piel por un largo tiempo; usualmente yo le aplicaba después de cada tratamiento, una vez mas antes de acostarme, y nuevamente por las mañanas. Mis tratamientos eran a la 1:00 en punto de la tarde.

Aceite de Oliva. Los tratamientos de radiación eran en el área de mi cuello. La mala noticia era que dejaban quemado por dentro igualmente que por fuera, y fue evidente que los tantos pacientes quienes llegaban a necesitar tubos de oxigeno para respirar y sin poder hablar. Yo tome tres cucharadas soperas de aceite de Oliva todos los días; en la mañana, tarde y noche. También recomiendo aplicarse unas buenas gotas para los ojos irritados, y untarse o dejar caerse gotas en la nariz, para disminuir la resequedad en toda el área nasal. Cuando yo hice esto, inmediatamente pude sentir un alivio en todos los senos paranasales.

Claras de huevo. La lengua humana claramente no fue hecha para aguantar radiaciones. Yo hice de una mala situación una peor al tratar de tomar frescos jugos cítricos. NO fue una buena idea. Mi lengua al parecer desarrollo un patrón simétrico perfecto como un tic-tac-toe de granitos. Cuando consulte acerca de esto con mi doctor, se me informo que estos no eran granitos; eran mis papilas gustativas. Ouch! esto me dolió mas que ningún otro efecto secundario. El factor curativo para mi lengua fueron las claras de huevo. No podría ni sonar en pasarme un cepillo por mi lengua para limpiarla, por lo tanto use mis dedos o a veces solo me puse la clara en mi boca e hice enjuagues con ella, pero también ingerí una pequeña porción para el beneficio de mi garganta; recuerda que no comencé a usar estos tratamientos alternativos hasta después de que ya había quedado todo quemado y no podía pasar nada por mi garganta. Aceite de Olivo y las claras de huevo, fueron a curar mi cuello mientras que continuaría con mis tratamientos! Entonces, después de tres semanas de quedar con quemaduras detrimentales y de no poder pasar comida por la garganta; aun llegando ya a la octava semana final, yo ya estaba un setenta y cinco porciento curado! Una hora después de hacerme enjuagues con las claras de huevo alrededor de toda mi boca, me enjuagaba con sal y bicarbonato de sodio solución con agua (descrito mas adelante) y mi lengua sano completamente, aun durante los tratamientos de radiación.

Sal y solución de bicarbonato de sodio con agua. La mayoría de los alimentos que ingería provocaban que mi lengua despidiera un mal olor. Por ejemplo el producto Ensure de sabor chocolate, aunque con excepción de el sabor a vainilla. Cuando algo causaba este mal olor en mi lengua, inmediatamente me hacia enjuagues con sal y bicarbonato de sodio diluidos en agua. Un cuarto de cucharadita de cada uno por cada galón de agua. Esto contribuyo igualmente a la recuperación de mi lengua, junto con las claras de huevo. Pero incluso pienso que las claras de huevo fueron mas, un tratamiento curativo, y este solo para liberar dolor. Encontré que al enjuagarme una o dos veces al día completamente, el efecto me hacia sentirme cómodo por un promedio de dos horas.

    Aloe Eléctrico. Este es una mezcla en polvo que tiene el sabor de limonada. La compañía que lo fabrica se llama Body Wise. Pero así mismo también puedes tratar otros métodos de hidratación, pero este producto a mi me dio resultado mas que ningún otro que trate. El mantenerse hidratado durante los tratamientos intensivos se vuelve en una preocupación de tiempo completo para algunos pacientes. Este producto fue tan eficaz que nunca volví a tener la sensación de boca reseca una ves mas, aun continuando con los tratamientos! Ingerida de este liquido alrededor de dos a cuatro litros al día. Estoy seguro este producto se puede hallar en el Internet, pero si prefiere encontrarlo mas fácil aquí apunte los teléfonos para que solo llame y los ordene.

    L-arginine Plus. Este es un producto nutricional que se vende por medio de el Internet. En la siguiente lista se encuentran beneficios para la salud tales como; disminución de la presión, promover la salud de el corazón, limpieza en las venas y arterias, muchos mas. Yo ingería dos cuartos de litro cada día durante mis tratamientos y por una razón la cual reconstruye tu cuerpo nutriéndolo con oxido nítrico, además de ayudar a aliviar el dolor en la garganta. Nunca lleve una dieta regular. Sentí que este producto realmente me mantuvo con fuerza y normalizo mis estados de animo, ya que mi energía se mantuvo estable y fuerte durante el total de las ocho semanas de tratamiento.

Preparación H. Este producto en pomada lo use solo para mi cara, se que no tiene sentido pero realmente trabajo eliminando todas las erosiones en mi piel, dejando un cutis completamente limpio y sin cicatrices. El tipo de quimioterapia que me fue administrado no era el común. Muchos pacientes con cáncer en el cuello y la cabeza, actualmente se les administra con XXXXXX en lugar de la tradicional quimioterapia. Esta causa erosiones muy fuertes y dolorosas en el rostro y cuello. Bueno, en realidad no son granitos de acuerdo a mi investigación, estas son solo efectos secundarios, pero realmente su forma es la de un grano. Trate con muchas cremas diferentes, durante la noche y el día, pero bajo tanta desesperación recordé que una ex novia se había puesto alguna vez preparación H en su cara y la usaba como un producto regular de belleza para su cara! Por lo tanto, lo intente en solo la mitad de mi rostro y en la otra parte una crema anticuerpo, tenia un promedio de al menos cuarenta granitos en la piel, así que puse aplicaciones gruesas. Al día siguiente en la mañana, la mitad de mi cara con Preparación H estaba totalmente enrojecida, pero las erosiones avían desaparecido! La irritación solo permaneció por un día o dos. Descubrí que al usar esta pomada esparciéndola bien, mantuvo mi piel intacta de regresarle ni un solo granito y con el paso disminuyo lo rojizo.

Proteína Jell-O, helado y Greek yogurt! Alguna vez te mencionaron que tu dieta iba a ser limitada durante los tratamientos? Mi garganta se sentía súper irritada durante la tercera y cuarta semana; siendo que no use de estos productos hasta que llego a ser casi intolerable. Pero los dos tipos de alimento que si podía ingerir al tragarlos y fácilmente eran el Jell-O; una mezcla de yogurt y helado. Después mezcle un poco de proteína en polvo con Jell-O, tu cuerpo necesita de proteínas diariamente y el llegar a comer pedazos grandes de carne era realmente doloroso. Igualmente también se puede mezclar yogurt con proteína en polvo añadiendo helado. Estarás perdiendo peso, el helado ayuda a desinflamar e ingerir mucho mas fácil, al obtener tu cuerpo todo lo que necesita te permite así continuar con el día perfectamente. Durante las semanas mas difíciles, de lo único que me alimente fue de este yogurt, así como también tomando mínimo dos cuartos de litro de Electric Aloe y la misma cantidad de L-arginina cada día; durante el resto que duraron mis tratamientos. Nunca tuve vómitos, ni siquiera una sola vez! (con toda honestidad, al rededor de seis diferentes días, me daban a lo que se llama "dry heaves (regurgitaciones)" pero solo por cinco minutos, pero nunca devolví la comida o liquido.

Suplementos vitamínicos (siempre están en temporada). No voy a debatir si las vitaminas son buenas para uno en nuestras vidas diarias; pero durante el tiempo en que se reciben tratamientos de este tipo, tu cuerpo esta bajo constantes ataques y requiere de todo el soporte que le puedas dar. Recomiendo un impulso inmune y un multivitamínico de calidad por lo menos. También toma en cuenta que quizás los prefieras en forma liquida que en pastillas, lo cual seria difícil de tragar y mas cuando el tratamiento va avanzando.

Sales de Epson. Estas deben ser usadas desde las primeras semanas y seguidamente. XXXXX puede causar que las unas de los dedos de tus pies comiencen a quebrarse, partirse o a provocar hasta pequeñas ulceras. Si este efecto se esparce llega a ser muy doloroso y te deja deshabilitado. Comienza temprano con esta cura alternativa, no te sentirás mal, humedece tus pies y manos en agua caliente con sales de Epson antes de que entres a los tratamientos. Al terminar de humedecerlos, seca perfectamente toda el área y aplica ungüento de yodo si es que ya existe alguna área infectada y cubre totalmente por varias horas, si puedes usar calcetín constantemente mucho mejor. Este efecto secundario realmente es doloroso pero si se puede prevenir o controlar a tiempo. No es fácil deshacerse de estas infecciones como unas del dedo colgando (por decir, ha ha). Pero si aun llegara a crearse una infección fuerte, el tratamiento es el mismo; agua caliente, Sales de Epson y ungüento de yodo, dejando el área vendada por varias horas.

Ensure "for sure". Ensure es un nutrimiento alimenticio muy seguro, este contiene alto contenido nítrico el cual provee ampliamente las básicas necesidades nutricionales. Siendo que es liquido es fácil de tomarse. Cuando mi lengua estaba en condiciones criticas, el sabor de chocolate me quemaba el área de mi lengua, el sabor de vainilla resulta ser mas tolerable y de hecho totalmente tolerable. Cada porción contiene 350 calorías, y ayuda a mantenerte energético y a balancear tu salud durante estos periodos.

Píldoras para dormir. Siempre tuve dificultad de poder dormir durante las diez semanas. En las conversaciones que tuve con otros pacientes, aprendí que este es un síntoma muy común. Quizá sea obviamente por el dolor que ocasionaba y las irritaciones en mi garganta y mi lengua, etc. Pero también pudo ser que comenzaba a toser cada vez que me recostaba. De cualquier modo encontré que al combinar píldoras para el dolor y para dormir el resultado era mucho mejor. Tylenol PM, por ejemplo. El pasar una noche entera de sueno es esencial. Recuerda que esto es solamente temporal, tu cuerpo solo esta tratando de mantenerse en balance, regulado y fuerte.

Medicina alternativa contra el Cáncer. Recuerdo la primera mañana después de mi biopsia quirúrgica el medico vino y me dijo que la mala noticia: tenia cáncer, y este no era curable. La siguiente frase que menciono fue,
"Busque medicina alternativa para ayudarle a sanar, estas le pueden curar, nosotros no podemos!"

Por lo tanto, he seguido las ordenes de mi medico y después de terminar los tratamientos de quimioterapia y radiación, hice algunas investigaciones, y fueron dos empresas las cuales me impresionaron los productos que tienen y la calidad de los suplementos que ofrecen para promover y obtener una salud optima. Sus representantes fueron muy claros al explicarme que los productos no curan el cáncer y no permiten sean anunciados así mismo de esa manera. Es por tanto que debo modificar la terminología para poder aclararlo. Estos productos ayudan a las células de tu cuerpo para poder alcanzar una salud optima.

Como la primera compañía quiero mencionar a FKC-Friendship, kindness and care (Amistad, gentileza y cuidado) ellos fabrican tres productos recomendados y óptimos para la salud. Liver Right, Triantioxidant and Ingenium (Hígado Derecho, triantioxidante e Ingenium)

La segunda compañía es Mannatach y uno de sus productos se llama Ambrose. Este producto también promueve células saludables y comunicación entre ellas.

Alguna otra cosa que usted pudiera pensar; Siga pensando! En des fortuna yo no tengo todas las respuestas, y tampoco pretendo tenerlas. Los productos que he mencionado realmente me ayudaron a pasar por estos tiempos tan difíciles que atravesé, y con mucha dignidad y estilo. Pase por siete semanas de quimio y cuarenta radiaciones a mi cuello! y como ya mencione anteriormente, estaba realmente en muy mal estado antes de que finalmente decidí a ayudarme a mi mismo. Si ya están en tu agenda estos tratamientos, yo suplico tomes los efectos secundarios seriamente y prevengas cuanto mas des conforte posible antes de que estos sucedan. Recuerda que la verdad esta en que tu necesitas los tratamientos y no los efectos secundarios.

Capitulo Cinco
Un brindis aquí va para la remisión!

Remisión es la palabra mas dulce que puede escuchar un paciente de cáncer. Quizá y con esperanzas, siguiendo las ordenes de los doctores, manteniendo tu actitud positiva, sosteniendo constante hidratación, buena nutrición y buenas horas de sueno, abras ya llegado al termino de tus tratamientos en un buen estado y finalmente puedas asistir a tu siguiente cita donde puedas escuchar finalmente la palabra, remisión!

Pero que es lo que debes hacer ahora? Me he dado cuenta de que ninguno de nosotros puede cambiar sus vidas de la noche a la mañana, pero no importa pues aun siendo así al menos sabes en que dirección tu mismo te vas llevando. Un musculo esbelto, es el estado hacia el que tu cuerpo debe de gravitar. Entonces, toma ciertos pasos con los que te sientas a gusto para que puedas asegurarte de que estas haciendo el ejercicio apropiado. También he llegado a la realización de ser difícil el motivarse uno mismo y mas aun hacer planes inmediatamente después de tus tratamientos. Pero aun así, hay muchísimas ventajas al comenzar inmediatamente; una de ellas será que probablemente abras perdido unas cuantos kilos mientras pasaste por todo esto, así que comenzando con una apropiada agenda de ejercicios y una buena dieta te ayudara a prevenir que subas de peso otra vez, tiene mucho sentido no crees? Lo mas importante es que debemos de formarnos sanos hábitos de vida y lo mas temprano posible.

Realmente no tienes que hacer ningunos cambios! Nadie te forzá a cambiar, de hecho se de varios pacientes que regresan rápidamente a los viejas costumbres. Cuando yo estaba recibiendo todos estos tratamientos miraba a un paciente amigo mío fumar cigarros, de verdad? En verdad es como te gustaría jugar esta partida? Yo soy el tipo de persona a la que le gusta darse las mejores y mas extremas posibilidades. Si realmente quieres darte una buena oportunidad y una buena vida, manteniendo el cáncer en remisión, has los cambios que debas hacer. Pregunta a tus doctores o sigue investigando que clase de dietas, ejercicios son los mas recomendables para ti, fumar y tomar. También recomiendo preguntar a tu doctor que clase de suplementos alimenticios son los indicados para ti; pero primero, ordena un producto y llevalo a tu doctor dejando así que el lo evalué. La mayoría de los doctores te dirán algo así,
"No puede ser dañino en ninguna manera." Hay, eso ya es mas que garantizado para mi, si no te hace daño, quizá haga un mundo de maravillas de bien, por que no tomarlo. Algunos doctores apoyan la medicina alternativa mas que otros. Recuerda que todos los doctores son muy cultos, gente inteligente, pero también son humanos. Entonces si tu doctor no puede dar vueltas o marionetas cuando le ensenes los suplementos alimenticios

que te podrían ayudar, no sufras; si te dice que no interferirá con lo que sea que el te este administrando, y que no te hará daño tomarlo, consideralo como si fuera su bendición, aprobación y procede a tomarlo.

Si necesitas hacer cambios en tu dieta, ahora es cuando. Podrás eliminar así hábitos que no eran saludables, pasando esto a ser ya una prioridad para ti. Puedes alcanzar una "figura esbelta" haciendo la dieta tu solo; pero para alcanzar "musculo esbelto" necesitaras ejercitar constantemente.

Solo de escuchar la palabra "cáncer" asusta a mucha gente, o sea que no te preocupe si algunos de tus familiares o amistades estén inciertos cuando estén alrededor tuyo cuando ellos también escuchen las primeras noticias. Dales tiempo para que ellos también puedan ver desarrollar tus fuerzas y eliminar tus debilidades, mantente optimista; una vez que ellos empiezan a ver que estas siguiendo tu vida normal, lo van a entender, solo ten paciencia y ellos se ajustaran a tu vida.

El credo de los pacientes de cáncer

Me reiré si gano, o me reiré si pierdo!
Viviré cada día, planeare mi futuro y mi noche,
Comeré correctamente, hare ejercicio y rezare cada día,
Cada fracaso eligiere confrontar con una buena lucha.

Estoy ocupado viviendo mi vida,
el cáncer me alentó solo un poco de mi vida,
pero solo por unos meses,
después tuve que correr.

Eche el cáncer para fuera,
con una patada en sus pantalones,
y también a la quimioterapia y las radiaciones,
no pude permitir que me derrotaran,
tengo todavía muchas cosas que hacer en mi vida.

Chase Kennedy   hurkmebaby@yahoo.com

www.ingramcontent.com/pod-product-compliance
Lightning Source LLC
Chambersburg PA
CBHW020958180526
45163CB00006B/2417